DE

L'ASTHME DIATHÉSIQUE

ET DE

SON TRAITEMENT

à

LA BOURBOULE

PAR

Le Docteur CHATEAU

Ancien chef de Clinique de la Faculté de Médecine de Paris,
Membre de la Société d'Hydrologie médicale,
de la Société médico-pratique,
Vice-Président de la Société médicale du IXe arrondissement de Paris,
Membre correspondant des Sociétés de Médecine de Rouen et de Troyes, etc., etc.,

MÉDECIN CONSULTANT A LA BOURBOULE.

PARIS

G. MASSON, ÉDITEUR

LIBRAIRE DE L'ACADÉMIE DE MÉDECINE

Boulevard Saint-Germain, en face de l'École de Médecine

—

1880

DE

L'ASTHME DIATHÉSIQUE

ET DE

SON TRAITEMENT

à

LA BOURBOULE

PAR

Le DOCTEUR CHATEAU

Ancien chef de Clinique de la Faculté de Médecine de Paris,
Membre de la Société d'Hydrologie médicale,
de la Société médico-pratique,
Vice-Président de la Société médicale du IXe arrondissement de Paris,
Membre correspondant des Société de Médecine de Rouen et de Troyes, etc., etc.

MÉDECIN CONSULTANT A LA BOURBOULE.

———◦———

PARIS

G. MASSON, ÉDITEUR

LIBRAIRE DE L'ACADÉMIE DE MÉDECINE

Boulevard Saint-Germain, en face de l'École de Médecine

——

1880

DE

L'ASTHME DIATHÉSIQUE

ET DE

SON TRAITEMENT

à

LA BOURBOULE

Il y a quelques années, nous avons publié dans les Annales de la Société d'hydrologie médicale un mémoire sur les affections des voies respiratoires à forme herpétique, et sur leur traitement par les Eaux de la Bourboule (1); nous nous proposons de nouveau, aujourd'hui, d'étudier l'asthme au point de vue de sa nature et de son traitement à la Bourboule, en nous appuyant en partie sur notre mémoire de 1872.

« L'asthme, disions-nous alors, est une des affections les plus com-« munes et les plus difficiles à guérir; c'est aussi une des plus pénibles « et dont les symptômes sont des plus alarmants. »

On a longtemps discuté sur la nature de l'asthme, sur son origine et ses causes ; parmi toutes les théories émises à ce sujet, deux entièrement différentes paraissent résumer l'opinion des auteurs. Pour les uns, c'est le résultat d'une phlegmasie, pour les autres, c'est une névrose.

Pour Beau, par exemple, l'asthme est le résultat d'un catarrhe

---

(1) Château, *Annales de la Société d'hydrologie médicale de Paris*, tome XVII.

chronique des petites bronches; les crachats accumulés dans les rami
fications ultimes s'opposent à la sortie de l'air emprisonné dans les
vésicules pulmonaires, et produisent ainsi la dyspnée et l'accès
d'asthme.

Pour le professeur Trousseau, « soit qu'il survienne sans cause ap-
préciable, soit qu'il se produise à l'occasion d'une influence exté-
rieure, l'asthme est une névrose essentielle, c'est une maladie restant
purementspasmodique; souvent, il est vrai, ces éléments spasmodiques
sont suivis où précédés d'éléments catarrhaux plus ou moins graves,
bronchites, pneumonies, etc., mais alors ces accidents revêtent une
orme particulière à allures bizarres ; les troubles généraux sont peu
intenses, peu en rapport avec la gravité des symptômes ; ils dispa-
raissent avec une rapidité surprenante, quelquefois sans cause connue,
d'autrefois sous l'influence d'un traitement plus ou moins éner-
gique. »

Pour nous, sans nier la névrose essentielle si bien décrite par le
célèbre professeur de l'Hôtel-Dieu, sans rejeter d'une façon absolue la
doctrine de Beau, nous croyons que l'asthme est presque toujours lié
à une diathèse, soit herpétique, soit arthritique ; la pneumonie, la
bronchite, au lieu d'être la cause prédisposante de l'asthme, ne serait
plus qu'une manifestation de la diathèse, une poussée herpétique par
exemple sur la muqueuse pulmonaire, manifestation qui précéderait
ou suivrait l'apparition de l'asthme, d'autrefois coïnciderait avec
lui.

Quelques observations, dont plusieurs sont également empruntées à
notre premier mémoire, feront bien comprendre notre manière de
voir.

OBSERVATION I

**Asthme humide. — Catarrhe bronchique. — Nervosisme. — Eczéma
laryngé et nasal — Vingt-deux jours de traitement. — Amélioration.**

Mme M..., de Paris, âgée de quarante-trois ans, est malade depuis dix ans et tousse depuis vingt. M. Monod, son médecin, nous

écrit qu'il lui a donné des soins pendant plusieurs années pour des accidents hystériques et qu'elle ne peut supporter aucun médicament. Elle est fille d'un père goutteux, mort de la goutte, est atteinte de catarrhe depuis vingt ans et d'un asthme depuis deux ; de plus, depuis deux mois elle a un coryza chronique avec herpès des narines.

A son arrivée, nous trouvons une laryngite chronique et une pharyngite granuleuse ; depuis trois mois elle a des crises hystériques avec vomissements et dyspepsie. Nous constatons un emphysème pulmonaire avec toux fréquente et crachats souvent striés de sang ; l'oppression est fréquente, souvent considérable, les règles sont peu abondantes souvent un peu de leucorrhée.

Le traitement consiste en inhalations (20 minutes) matin et soir, suivies de bains de pieds à 50 degrés, et, vu l'intolérance de l'estomac, 1/4 de verre d'eau minérale deux fois par jour. Elle a pu, avec des phases diverses et des interruptions d'un ou deux jours, suivre un traitement de 22 jours.

A son départ (29 août 1870), l'état général est meilleur, l'état spasmodique affaibli, l'oppression moins forte, la toux et les crachats moins fréquents ; en avant seulement encore quelques râles sibilants, l'estomac seul n'a pas trouvé d'amélioration ; notons surtout la diminution du catarrhe bronchique, la disparition de l'asthme et de l'eczéma des narines.

Dans cette observation, l'asthme n'a pas débuté tout d'abord, il a été précédé d'accidents catarrhaux pendant vingt ans, puis au bout de ce temps, il éclate tout à coup, suivi bientôt d'accidents hystériformes et spasmodiques, et enfin, pour bien nous fixer sur sa nature herpétique, il est accompagné de pharyngite granuleuse (herpétique) et d'eczéma des narines ; n'oublions pas non plus les antécédents goutteux héréditaires.

Rarement l'asthme, quelque essentiel qu'il soit dans son apparition, reste essentiel ; presque constamment il est lié à une diathèse générale et n'est qu'une forme de cette diathèse ; seulement, il se manifeste et se comporte à sa manière, en son temps et lieu, il reste névrosique, mais tôt ou tard la diathèse apparaît sous sa vraie forme et nous donne la clef de la maladie.

Cette diathèse liée à l'asthme, c'est l'herpétis où bien encore l'arthritis, dont nous continuerons avec Bazin à faire deux affections distinctes, tout en avouant qu'il y a des cas où il est assez difficile de séparer l'une de l'autre.

M. le docteur Duclos, de Tours, a dit, et après lui le professeur Trousseau a répété, que chez tous les asthmatiques ils avaient constaté une diathèse herpétique ; nos observations depuis douze années à la Bourboule sont en parfait accord avec celle de ces éminents professeurs ; donc, lorsque, comme chez la malade de notre première observation, l'asthme prend pendant quelques jours la forme continue avec sécrétion exagérée des bronches, on peut admettre qu'il se fait sous la muqueuse bronchique une poussée herpétique analogue à celle que l'on a vue ou que l'on verra plus tard sur la peau, en même temps que l'allure bizarre, intermittente de la maladie, pourra expliquer l'élément nerveux, c'est-à-dire la névrose proprement dite de l'affection.

Ainsi les dartres ou autres affections herpétiques, les rhumatismes, la goutte, le diabète, les hémorrhoïdes sont des affections que l'asthme peut remplacer, et réciproquement elles peuvent remplacer l'asthme : ce sont deux expressions distinctes d'une même affection.

Souvent le changement de lieu a provoqué chez les malades une crise immédiate : c'est un phénomène auquel les médecins des stations thermales sont accoutumés. Dès le premier jour, au plus tard le lendemain de leur arrivée dans la montagne, ils sont repris de leurs accès ; ce fait, signalé par M. Richelot, au Mont-Dore, est aussi rapporté par plusieurs médecins des Pyrénées, nous l'avons nous-même constaté dès notre première saison à la Bourboule, en 1869 ; nous l'observâmes de nouveau au début de la saison de 1870.

OBSERVATION II

C'était chez une jeune dame de Paris, âgée de 32 ans, envoyée par MM. N. Guéneau de Mussy et Nélaton ; elle souffrait d'un asthme depuis quelques années et avait des accès périodiques accompagnés de bronchites fréquentes. De plus, elle était d'un tempérament lymphatique et profondément anémique. Le soir de son arrivée, l'accès d'asthme se montra avec une violence incroyable, et son mari, qui l'accompagnait, nous dit que pareil fait se manifestait, soit au Mont-Dore, soit à Cauterets, et toujours le soir même de son arrivée. Cette dame, enceinte de trois mois, ne put être soumise à un traitement très-actif, nous dûmes nous borner à notre petite salle d'inhalation et à un demi-verre d'eau minérale matin et soir. Les deux premiers jours, il fallut la porter à l'établissement ; dès le troisième elle s'y rendit à pieds, et le cinquième elle pouvait monter seule et sans le secours d'un bras toutes les petites montagnes des environs. — Elle fit à la Bourboule (1871) un traitement de 22 jours et partit guérie. L'hiver suivant fut excellent et sans accès d'asthme. Deux fois depuis, Madame revint à la Bourboule. mais c'était pour ses enfants ; quant à elle, elle se trouvait si parfaitement guérie qu'elle ne voulut pas même essayer une cure de reconnaissance et que le changement d'altitude ne produisit plus chez elle ce retour d'accès auquel elle était depuis longtemps accoutumée.

Jusqu'ici nous avons vu l'asthme précéder la diathèse herpétique ou suivre la diathèse goutteuse ; quelquefois, dit Trousseau, il agit par mutation diathésique, par métastase, ainsi que nous allons le voir dans le fait suivant.

OBSERVATION III

Herpétis. — Asthme succédant à un eczéma. —
Soulagement immédiat.

Le jeune G..., âgé de 7 ans et demi, arrive à la Bourboule le 22 juin 1870 ; depuis l'âge de 3 ans, il était atteint d'un eczéma qui avait successivement occupé la tête et le corps.

A 5 ans, cet eczéma a cessé et a été remplacé par un asthme pour lequel il a fait deux saisons à Cauterets. De plus, le malade est sujet à des refroidissements subits dont les effets se manifestent sous forme d'asthme tantôt sec, tantôt humide. Pendant l'hiver de 1869, nous avons été plusieurs fois à même de constater ces variations, et c'est sur notre indication qu'il vient à la Bourboule. A son arrivée, nous constatons un peu de souffle prolongé dans les deux sommets et un léger emphysème pulmonaire ; nous le soumettons au traitement suivant : *Bains à 35 degrés tous les jours pendant 20 minutes, inhalation 15 minutes, suivies d'un bain de pieds à 50° 5 minutes* ; dès le treizième jour, les râles sibilants et l'emphysème avaient disparu; nous indiquons, comme nous le faisons toujours chez les enfants, après quelques bains, un repos de deux jours ; les râles sibilants reparaissent, reprise du traitement avec addition de douches chaudes au devant de la poitrine, quatre jours après, tout phénomène morbide avait disparu, et l'enfant parfaitement guéri quittait la Bourboule à regret, forcé d'abréger sa cure par suite des événements politiques (juillet 1870).

Nous avons revu plusieurs années de suite cet enfant à la Bourboule, les guérisons momentanément obtenues pendant la cure thermale étaient suivies de récidives pendant l'hiver, et le père, qui habitait le confin des Vosges, avait été obligé de l'envoyer passer l'hiver dans le Midi avec un précepteur. Pendant tout le temps que nous fûmes à même de l'observer, jamais l'eczéma n'avait reparu.

Chez ce jeune malade, l'asthme succède immédiatement à l'eczéma et se montre souvent accompagné de bronchite, résultat probable d'une poussée herpétique sur la muqueuse des bronches. De plus, cette observation est encore remarquable à un autre point de vue, elle nous montre l'asthme chez un très-jeune enfant ; longtemps on a contesté cette affection chez les enfants. Trousseau est un des premiers qui l'ait reconnue, aujourd'hui le fait est admis dans la science, nous avons nous mêmes eu plusieurs fois l'occasion de le constater, et dès notre première saison à la Bourboule, 1869, nous avions pu soigner un enfant de 3 ans atteint d'asthme spasmodique. M. le professeur Parrot, dans son excellent article du *Dictionnaire encyclopédique*, admet que l'enfant peut en être atteint quelques jours après sa naissance, et dans un tableau dressé par Salter, indiquant la fréquence du début de l'asthme de 1 à 60 ans, tableau reproduit par M. Parrot, nous voyons :

Pour la première année. . . . . 9 cas
De 1 à 10 ans. . . . . 10 — } 19 cas.
De 10 à 20 ans. . . . . 8 —

« Il ressort de là, dit M. Parrot, que l'enfance, contrairement à l'opinion longtemps admise, n'est pas à l'abri de l'asthme. Dans un cas, Salter a vu le premier accès éclater quatorze jours, et dans un autre, vingt-huit jours après la naissance ; dans un troisième, au bout de trois mois, et chez un autre, à la fin de la troisième année. Trousseau, Alibert, Guersant ont observé des cas analogues (1). »

OBSERVATION IV

En 1875, nous avons vu à la Bourboule deux jeunes Anglais de l'île Saint-Thomas, deux frères, l'un âgé de neuf ans, l'autre de onze, atteints d'asthme herpétique.

Dès leur première enfance, ils avaient tous les deux été sujets à des eczémas répétés, occupant tantôt le tronc et les membres supérieurs, tantôt les membres inférieurs, et depuis deux ans seulement ils avaient des accès d'asthme plus ou moins violents au printemps ou à l'automne, et qui, presque toujours, arrivaient lorsque la poussée eczémateuse printanière n'avait pas eu lieu. Le père de ces enfants était arthritique, goutteux, la mère eczémateuse et la sœur aînée strumeuse. Ces enfants arrivèrent à la Bourboule en septembre 1875; la saison était alors très pluvieuse, ils ne firent qu'une demi-saison; l'abaissement exceptionnel, cette année, de la température produisait chez l'aîné des accès répétés d'asthme qui me firent abréger la cure thermale, *inhalation, bains de pieds et eau minérale en boisson.* Néanmoins, les résultats du traitement furent excellents l'hiver suivant, et ils n'eurent ni eczémas, ni asthme au printemps suivant. Nous regrettons beaucoup de les avoir perdus de vue depuis cette époque. Chez eux, comme on a pu le voir, la diathèse herpétique était manifeste, et il ne pouvait y avoir aucun doute sur l'origine de la maladie.

---

(1) Parrot, *Dictionnaire encyclopédique des Sciences médicales,* tome **VI**, page 537.

En 1876, nous avons également soigné à la Bourboule une petite fille âgée de trois ans, une Brésilienne, envoyée par M. le professeur Hardy, atteinte d'asthme depuis six mois, et dont les accès répétés et intermittents alternaient avec un eczéma de la face et des membres inférieurs ; l'eczéma avait débuté la première année de la naissance. Une cure de seize jours à la Bourboule débarrassa cette enfant de son asthme. Nous l'avons revue plusieurs fois depuis son traitement, et malgré des bronchites fréquentes, et dues certainement à la même cause herpétique, l'asthme n'avait pas reparu, pas plus que l'eczéma ; elle éprouvait seulement un peu d'oppression au changement de temps. Elle est repartie cette année avec sa famille au Brésil, n'ayant plus ni asthme, ni eczéma.

Enfin, cette année, en 1879, nous avons soigné toute une famille de Marseille, qui nous avait été adressée par le docteur Combalat.

OBSERVATION V

La mère, encore jeune, a eu des antécédents herpétiques; son père est goutteux, elle a été sujette à de nombreuses fluxions de poitrine graves à répétition, et depuis longtemps elle a de l'emphysème pulmonaire et de véritables attaques de dyspnée asthmatique ; chez elle, le traitement fut très simple : inhalations et boissons minérales, deux demi-verres par jour ; dès le douzième jour, nous fûmes obligé de suspendre les inhalations, l'asthme avait pris la forme catarrhale, il fallut avoir recours aux potions kermétisées dont elle avait l'habitude.

Des quatre enfants de cette dame, trois aussi durent suivre un traitement à la Bourboule; l'aîné avait une bronchite suspecte du sommet droit, et les deux filles plus jeunes avaient, outre un état anémique très prononcé, un eczéma sur les membres inférieurs. Le père était névropathe à un haut degré. Chez ces trois enfants, la cure de la Bourboule fut des plus efficaces, et une amélioration notable de l'état général et local se montra pendant le traitement.

Chez cette famille, la diathèse herpétique est manifeste, le grand-père est goutteux, la mère asthmatique, les enfants eczémateux.

Comme nous l'écrit M. le professeur Combalat, l'herpétisme est la diathèse de toute la famille, la cause des accidents qui se montrent sous des formes variées chez chaque membre suivant l'âge et les causes occasionnelles ; aussi notre judicieux confrère n'admet-il pour toutes ces formes qu'un seul traitement, *la Bourboule*.

Nous pourrions multiplier à l'infini ces exemples. Depuis que nous exerçons à la Bourboule, il nous passe un grand nombre d'herpétiques et d'arthritiques sous les yeux, et constamment nous voyons ces métastases d'asthme, de bronchite, de goutte et d'herpétisme.

Outre l'herpétisme, il y a encore d'autres diathèses dont l'asthme peut être la manifestation métastatique ; nous avons parlé au début de cet article de l'arthritis et nous avons cité plusieurs cas d'antécédent goutteux héréditaires; nous avons aussi observé des accès d'asthme substitutifs d'accès de goutte bien déterminés, et réciproquement. Tel est le cas suivant, qui nous a été adressé en 1878 par notre ami M. le docteur Siredey, de Paris.

OBSERVATION VI

Asthme goutteux.

Ce malade, originaire de Bucharest, habite Paris depuis longtemps ; à l'âge de cinq ans déjà il était asthmatique et fut soigné par Trousseau, qui a publié son observation ; à l'asthme a succédé la goutte articulaire et, depuis, les deux affections ont souvent alterné. Ce qui domine depuis quelque temps et aujourd'hui encore, c'est un emphysème généralisé, avec bronchite devenue, pour ainsi dire, habituelle. Récemment il y a même eu de la congestion pulmonaire avec hémorrhagie. Rien d'anormal au cœur, si ce n'est une tendance à la dilatation.

« L'état de la poitrine, qui s'est aggravé progressivement, m'écrit M. Siredey, a nécessité plusieurs saisons à des thermes variés : le Mont-Dore, Cauterets, les Eaux-Bonnes, et l'hiver le séjour dans les stations du Midi.

A son arrivée à la Bourboule (27 juillet 1878), je trouve de la sibilance dans toute la poitrine, particulièrement au sommet gauche, râles sous-crépitants aux deux sommets, crachats blancs mousseux, oppression et dyspnée, depuis la nuit dernière qu'il a passée au Mont-Dore avant d'arriver à la Bourboule; symptômes qu'il avait déjà observés les saisons précédentes à cette station. Dès le lendemain de son arrivée, son accès d'asthme avait disparu, il put suivre un traitement de 23 jours, *inhalation et bains de pieds le matin, pulvérisation le soir*, 3/2 verres de boisson minérale par jour. J'avais trouvé en outre chez lui des granulations pharyngées et un catarrhe laryngé. Le septième et le dix-septième jour il eut un accès d'asthme de quelques heures, néanmoins il put terminer facilement sa cure, et au départ l'état catarrhal bronchique avait disparu, il restait seulement quelques sibilances dans la poitrine. Comme M. Siredey, je n'avais pas constaté de traces de tuberculose.

Ici, pas de doute possible sur l'origine de l'affection, substitution mutuelle de la goutte et de l'asthme.

Nous pouvons encore, à la suite de ce fait, rapporter l'observation d'un malade que nous traitons depuis plusieurs années à la Bourboule.

OBSERVATION VII

C'est un homme de cinquante-trois ans, habitant le Calvados, atteint d'un psoriasis général circiné du tronc et des membres, accompagné d'accès d'asthme plus ou moins violents, de bronchites fréquentes et de granulations pharyngées ; de plus, depuis deux ans il est sujet à des rhumatismes articulaires pendant l'hiver. Il vient presque tous les ans à la Bourboule, à cause de l'affection herpétique dominante. Nous le soumettons aux bains, aux inhalations et souvent aux pulvérisations locales ; il supporte assez facilement ce double traitement, et s'en va après chaque saison sinon guéri, au moins notablement amélioré, et, d'après ce qu'il nous dit, c'est toujours l'hiver, quand le

psoriaris est éteint que se déclarent les accès d'asthme et les rhumatismes.

C'est un fait à rapprocher des bronchites arthritiques dont nous
entretenait naguère notre collègue M. le docteur Constantin-Paul à la
Société d'hydrologie, et un cas de plus à citer qu'il n'y a pas que
l'eczéma parmi les affections herpétiques dont l'asthme soit la métastase. Nous avons encore plusieurs cas de psoriasis accompagnés d'asthme
que nous nous abstenons de citer pour ne pas allonger démesurément
ce travail.

Comment peut-on expliquer ces faits d'asthme arrivant au milieu
d'une diathèse et en devenant ainsi une simple manifestation ? Voici
l'explication que nous en donne Trousseau dans ses leçons cliniques et
que nous avons déjà reproduite dans notre mémoire de 1872.

« Lorsque, dit le savant professeur, les goutteux, les hémor-
« rhoïdaires, et nous pouvons ajouter les herpétiques, n'ont pas eu, en
« leur temps, les manifestations habituelles de leur diathèse, rhuma-
« tisme, goutte articulaire, flux hémorrhoïdal, éruption herpétique, etc.,
« ils éprouvent dans un grand nombre de circonstances, à un très-
« haut degré, des accidents névropathiques , spasmes de l'estomac
« ou de l'intestin, un état de malaise général qui se traduit par de
« la morosité, de la tristesse, un changement quelconque dans le
« caractère. Ces accidents précèdent souvent des attaques régulières ;
« or il est permis de se demander si l'asthme n'est autre chose qu'une
« forme de ces accidents spasmodiques, ayant alors pour siége l'ap-
« pareil pulmonaire ».

Cette explication du savant professeur nous satisfait encore pleine-
ment aujourd'hui, et nous nous garderons bien d'en chercher une
autre.

S'il est évident aujourd'hui que, dans la majeure partie des cas
la production de l'asthme est due à une diathèse, ou plutôt à une
affection constitutionnelle, suivant Bazin, dont les principales manifestations, outre l'asthme, sont le rhumatisme articulaire, la goutte,
le diabète, la gravelle, les dartres, c'est-à-dire l'herpétis et l'arthritis,
nul doute que l'application judicieuse et rationnelle du traitement qui

réussit si bien contre ces diathèses, c'est-à-dire les *Eaux de la Bour-*
boule, ne soit un puissant moyen de combattre cette affection.

Examinons donc rapidement quels sont les moyens de traitement
usités contre l'asthme à la Bourboule.

Ces moyens sont variés, néanmoins disons de suite qu'ils sont
plutôt médicamenteux et physiologiques que perturbateurs comme
ceux employés à la station voisine. M. Richelot, le savant inspecteur
du Mont-Dore, s'est efforcé de prouver, dans des Mémoires que nous
avons vivement combattus, que la cure du Mont-Dore n'était plus ce
qu'elle était au temps de Michel-Bertrand, qu'elle avait cessé d'être
perturbatrice et que, suivant lui, les effets surprenants obtenus au
Mont-Dore dans l'asthme étaient dus à la présence de l'arsenic dans
l'eau de cette station, principe arsenical qu'il refusait à la Bourboule,
parce que, suivant lui, elle en renfermait trop (0,028 milligrammes
d'arseniate de soude par litre dans l'eau de la Bourboule, au lieu de
0,004 milligramme dans celle du Mont-Dore). Nous n'avons pas ici à
réfuter les opinions spécieuses de notre excellent confrère et ami, ce
que nous avons déjà fait dans deux Mémoires qui ont paru dans les
Annales de la Société d'hydrologie médicale, nous ferons remarquer
seulement que, tout en admettant, comme leur inspecteur, une vertu
thérapeutique à la quantité infinitésimale d'arsenic de leur eau minérale, les médecins du Mont-Dore n'en continuent pas moins, avec rai-
son, suivant nous, le moyen de traitement inventé par Michel-Bertrand, c'est-à-dire les bains, les demi-bains à haute température, les
douches violentes sur la poitrine et les bains de pieds ; c'est donc toujours le traitement perturbateur et substitutif, c'est-à-dire une cure
ayant tendance à établir une action révulsive par un appel à la peau.

A la Bourboule, où la quantité d'arsenic nous permet d'agir surtout
par la vertu des médicaments contenus dans notre eau, arsenic et
chlorure de sodium, et de combattre plutôt la diathèse en général que
la manifestation momentanée, nous n'avons pas besoin de ce haut
arsenal balnéo-thérapique. Nous nous bornons à prescrire nos salles
d'inhalation, de humage ou de pulvérisation suivant la tolérance des
malades, et quelquefois des douches sur les membres inférieurs ou des
bains de pieds, mais immédiatement après les inhalations, pour éviter
un peu d'hyperémie cérébrale.

Quand il y a une éruption herpétique chronique, eczéma ou psoriasis, etc., etc., et que les malades n'ont pas d'accès d'asthme pendant la cure, alors nous donnons quelques bains et conseillons les inhalations comme prophylaxie. En même temps nous avons recours au traitement interne, l'eau minérale en boisson, à la dose de un à trois verres par jour et par fraction, sans jamais dépasser cette dose.

Il est évident que, tout en ayant principalement en vue, dans ce travail, l'asthme diathésique, nous ne bannissons pas de la station l'asthme essentiel, quoique rare en lui-même.

Les travaux importants de ces dernières années ont démontré que, dans ces cas, l'arsenic était encore le médicament par excellence, celui dont les résultats étaient les plus manifestes et les plus durables, et les succès obtenus dans les quelques cas que nous avons pu observer à la station nous permettent aussi d'en conseiller l'envoi à la Bourboule, pourvu toutefois que l'asthme ne soit pas accompagné de spasmes trop violents ni d'un nervosisme exagéré.

Il faudra aussi bien faire attention à l'époque du séjour de ces malades à la Bourboule.

Les mois de juillet et d'août, généralement, sont préférables pour la cure de ce genre d'affection.

Nos salles d'inhalation diffèrent essentiellement de celles du Mont-Dore : là, on se sert encore d'une grande salle commune, où sont entassés tour à tour, depuis le matin, un grand nombre de malades. De plus, l'inhalation est obtenue au moyen d'eau minérale vaporisée dans des cornues spéciales, chauffées avant d'arriver dans les salles d'inhalation ; les malades ne respirent, par conséquent, qu'une partie des sels contenus dans l'eau minérale, l'autre partie restant dans la cornue.

A la Bourboule, au contraire, grâce à la haute thermalité des sources, 60 degrés, nous nous contentons de l'eau broyée pulvérisée que l'on fait tomber d'une grande hauteur sur un plan solide. Il se forme ainsi une buée minérale de 28 à 30 degrés, et souvent davantage, que les malades respirent avec facilité, et qui contient à peu près tous les sels renfermés dans l'eau minérale.

De plus, au lieu d'une grande salle générale, la nouvelle Compagnie de la Bourboule a fait construire quatre petites salles d'inhalation, contenant chacune au plus six malades à la fois, et dont les services, alternant d'heure en heure, permettent d'aérer la chambre après chaque série de malades.

Ces petites salles d'inhalation ont été établies d'après nos propres indications et suivant les principes que nous avions indiqués conjointement avec notre ami M. le Dr Pradier, dans l'ancien établissement Choussy.

Tels sont les moyens de traitement de l'asthme usités à la Bourboule. Si nous y ajoutons la différence d'altitude et de température avec le Mont-Dore, la position plus abritée de la Bourboule, sa vallée plus espacée, plus ensoleillée, nul doute que, d'ici quelques années, nous n'ayons aussi un grand nombre de ces malades à compter parmi les succès de la station.

4369. — Paris. — Imp. Ve Éthiou-Pérou, rue Damiette, 2 et 4.

OUVRAGES DU MÊME AUTEUR

De la Thoracentèse. Paris, 1853.

Essai sur les préparations de Scille (*Archives générales de Médecine*). Paris, 1854.

Étude sur les Eaux de la Bourboule (*Revue clinique, 1er Mémoire*). Paris, 1870.

Des affections des voies respiratoires à forme herpétique, traitées à la Bourboule (2e *Mémoire*). Paris, 1872.

De la pulvérisation (*Annales de la Société d'Hydrologie médicale de Paris*, 1873. Tome XVIII).

Les Sources de Fenestre à la Bourboule. Paris, 1874.

Les Eaux de la Bourboule. Indications et Contre-Indications. Rouen, 1874.

La Bourboule et le Mont-Dore, parallèle de ces deux stations (*Annales d'Hydrologie*. Tome XXII). 1877.